LAS EMOCIONES Y EL SOBREPRESO

FACTORES PSICOLÓGICOS DE LA OBESIDAD

Esther Roche Polo

Que la comida sea tu alimento y el alimento tu medicina

Hipócrates

Me puse a dieta, juré que no volvería a beber ni a comer con exceso y en catorce días había perdido dos semanas

Joe E. Lewis

LAS EMOCIONES Y EL SOBREPRESO

FACTORES PSICOLÓGICOS DE LA OBESIDAD

Estudio de la relación que puede existir entre el sobrepeso y las emociones. La importancia de su identificación y abordaje dentro de un planteamiento multidisciplinario.

Esther Roche Polo

ÍNDICE

Esther Roche es coach profesional. Muchos de sus estudios han sido dedicados a la alimentación y las causas de la obesidad. Se la puede contactar a través de su web de Coaching Personal end2endcoaching.es

INTRODUCCIÓN

¿Por qué es tan difícil dejar de ser obeso?

Año tras año la obesidad incrementa en el mundo a pasos agigantados. La OMS considera ya la obesidad como una pandemia pues las cifras son cada vez más alarmantes, en todos los grupos de edad. Pero, ¿debemos reducir las causas de la obesidad a una cuestión de ingesta excesiva de calorías y falta de ejercicio físico? No. Hay otros factores, quizá más relevantes, que son la causa verdadera, en un alto porcentaje, de la incipiente subida de peso del planeta. Cada vez son más las personas que acuden a los médicos, endocrinos, farsantes, spás, y un sinfín de ayudas, con el deseo y la voluntad de perder peso y sin embargo vuelven a recuperar los viejos hábitos… y los kilos perdidos.

Los factores que apenas se tienen en cuenta al comenzar una dieta son los hábitos que automatizamos al comer, y que son tan difíciles de cambiar; y los problemas emocionales que sin duda volcamos algunos de nosotros en la comida.

Las conductas que utilizamos al comer vienen dadas por hábitos creados a través de nuestras vidas. Estos hábitos son sumamente difíciles de modificar ya que llevamos años y años actuando del mismo modo. Y estas conductas, están a su vez íntimamente ligadas con las emociones. En muchas ocasiones volcamos frustraciones, ansiedad, y otras emociones en la comida, buscando por lo general los hidratos de carbono, ricos en azúcar, así como alimentos ricos en grasas. Cambiar estos hábitos arraigados en nosotros, y aprender a desconectar nuestras emociones de la comida es el desafío al que debemos enfrentarnos si verdaderamente deseamos la pérdida definitiva de peso.

Capítulo 1

Visión general de la influencia de los factores psicológicos sobre la obesidad

A pesar de que hay numerosos estudios que reflejan este nuevo modo de "mirar" la obesidad, en España poca gente es consciente de ellos, dado que no existe una labor de concienciación por parte de los organismos oficiales hacia la población. ¿Intereses sociales y económicos en que la tasa de obesos se mantenga o incluso se incremente? Ese es otro tema que por sí mismo es digno de otro estudio completo. El objeto de este pequeño estudio es demostrar que, en un alto porcentaje, las causas raíz de la obesidad pueden ser emocionales.

Desde hace muchos años, yo diría desde siempre, el tratamiento de la obesidad y el sobrepeso han estado fundamentalmente basados en dos pilares que todos conocemos: las dietas hipocalóricas y la integración del ejercicio físico en nuestras rutinas diarias. Será justo decir que en efecto, al cambiar estos dos hábitos durante un tiempo, el resultado será la pérdida de peso. Sin embargo, ¿será definitiva? ¿En cuántos casos se logran cambiar verdaderamente los hábitos de forma que nunca más se recuperen los antiguos? Es una minoría la que logra verdaderamente llegar al peso ideal y <u>mantenerse</u> en él sin ningún esfuerzo. Hay estudios que aseguran que tras seguir una dieta, el 90% de las personas recupera el peso original (y más) después de un periodo de un máximo de cinco años. ¡Un 90 por ciento!

Perder peso, salud y *fitness*, etc. se han convertido en una obsesión a nivel global que continúa incentivando una serie de negocios e industrias como las clínicas donde te ponen en ayuno una o dos semanas y sales con 5 ó 6 kilos menos (de líquidos), clubs y gimnasios, infinitas dietas milagrosas, libros... A la vez que cada uno de estos métodos se proclama como el mejor, el más rápido o el más efectivo, siempre mucho más que el anterior, la obesidad y el sobrepeso afecta cada día a más población, y cada vez de una edad más temprana.

La clase médica está al corriente desde hace años del hecho de que esta epidemia nunca será resuelta mediante dietas y/o ejercicio simplemente, sin embargo no se difunde lo suficiente el abordaje multidisciplinar, que integra todas las posibles verdaderas causas de la obesidad en un alto porcentaje de los casos, es decir, principalmente, factores psicológicos y socio-culturales, hábitos y factores nutricionales y de actividad física.

El hecho de fundamentar el tratamiento del sobrepeso en tan solo dos de los factores mencionados, dieta y ejercicio, es consecuencia de que hace años las investigaciones sugerían que las causas asociadas al desarrollo de esta condición eran únicamente la ingesta excesiva de calorías en relación con la cantidad de ejercicio físico realizado por una misma persona. Si aumentamos la actividad física a la vez que reducimos la ingesta obtendremos como resultado la pérdida de peso. Esta es la actitud conservadora en torno a la obesidad que prevalece en España en el siglo XXI. Sin embargo ésta es una postura que además de conservadora, resulta estrecha y excesivamente simplista, ya que pese a que estos dos elementos son fundamentales para bajar de peso, también es cierto que para poder mantener esa pérdida de peso en el tiempo es necesario prestar atención a todos los demás factores que la provocan.

Estas otras causas son muy poco consideradas, si no ignoradas por completo en casi todos los casos. Se trata de los factores psicológicos, emocionales, sociales, familiares, los malos hábitos. Al no abordar estos factores como posible origen de la excesiva ingesta de alimentos y/o calorías, la obesidad se instala como una enfermedad crónica en las personas.

En muchos casos son estos aspectos los que determinan la condición de obesidad. Entonces, ninguna dieta, por muy efectiva y milagrosa que sea, unida a ningún programa de actividad física, tendrá un resultado positivo a la larga si el individuo no hace frente también a los posibles factores emocionales que han causado su situación. De hecho, es lamentable decirlo, pero la mayoría de los métodos de adelgazamiento que descuidan el abordaje de estos los elementos emocionales, en realidad constituyen una forma de explotación de las debilidades y dependencias del individuo. Es decir, esa persona con sobrepeso puede ir trasladando sus expectativas - o incluso sus esperanzas de alcanzar un diferente modo de vida - de una dieta a otra y así sucesivamente, lo que invariablemente resultará en mayor frustración, mayor ansiedad, etc.

Las combinaciones posibles de todos estos factores son tan complejas y distintas en cada persona que sería acertado decir que hay tantos casos de obesidad como obesos, son tan individuales como una huella dactilar, por lo que el tratamiento de cada uno será enteramente diferente de los demás.

Considero importante resaltar que lo anterior no quiere decir que el 100 por 100 de los casos de obesidad tengan su origen en factores emocionales o psicológicos, pero sí que es fundamental determinar en cada caso si en efecto están presentes y, si así es, abordarlos con el fin de mantener en el tiempo el peso conveniente. Si no se abordan adecuadamente el resultado será, primero, que dificultarán el tratamiento y segundo, que la persona será incapaz de mantener el peso en el tiempo.

Capítulo 2

Características comunes en personas obesas: ¿existe la personalidad de la persona obesa?

Como decíamos en el anterior capítulo, existen causas que no siempre son psicológicas o emocionales, como el hipotiroidismo, o el uso de ciertos antidepresivos. Además, al igual que indicábamos también en el anterior capítulo, aunque intentásemos encontrar elementos comunes en el grupo de personas que son obesas debido a causas emocionales, las combinaciones posibles de todos esos factores son infinitas. Por tanto podemos decir que no existe una personalidad del obeso.

Se han realizado numerosas investigaciones respecto a esto con el objetivo de determinar si existe un tipo de personalidad que predisponga o fomente de alguna manera esta enfermedad y el resultado de estos estudios concluye que no se puede de determinar ninguna condición psicopatológica concreta asociada a la obesidad. Pese a esto, sí se han encontrado rasgos similares en cuanto a sentimientos de inferioridad o baja autoestima, dependencia etc. Los factores que influyen en las personas obesas no son, sin embargo, propios de ninguna personalidad concreta.

Una característica psicológica que suele ser muy común en las personas obesas es su dificultad para identificar sus propias emociones en relación a la comida, es decir, la dificultad para distinguir la sensación de hambre con otras emociones que sienten en ciertos momentos y que pueden tener su origen en la infancia. Un ejemplo muy claro, aunque también quizá demasiado simple, es cuando un niño llora o se enfada y la solución de su madre es siempre la misma para que deje de hacerlo: darle de comer o darle un caramelo... Cuando este niño es adulto, comerá cuando tenga aquella misma emoción porque ésta sigue activa en algún lugar de su subconsciente. De este modo, en la edad adulta, muchos obesos utilizan la comida como respuesta a las emociones más diversas, por ejemplo, ansiedad, aburrimiento, estrés, ira...

También es muy importante identificar otros factores como las adicciones. Si la persona obesa tiene una personalidad adictiva es posible que haya estados emocionales concretos que provoquen que ciertos neurotransmisores y neuro-receptores desencadenen una respuesta de este tipo. En estos casos la comida sería el objeto droga, transformándose en un elemento tóxico que, pese a que naturalmente no lo es, generaría dependencia. Por otro lado, es importante añadir que ciertos alimentos (véase mi artículo sobre la adicción a la comida) sí contienen elementos tóxicos que causan una adicción <u>real</u> a esos alimentos, como pueden ser las grasas.

En este capítulo hemos hablado de cómo las emociones pueden determinar la ingesta excesiva de calorías, como la dificultad para distinguir entre ciertas sensaciones y hambre y la "adicción" a la comida. En el próximo capítulo veremos lo contrario: cómo la obesidad puede influir en nuestras emociones. ¿No es el pez que se muerde la cola?

Concluimos entonces que no existe una personalidad del obeso o propia de éste. No obstante muchos o la gran mayoría sí tienen algo en común y es que con mucha frecuencia sufren algún trastorno psicológico asociado a ciertas emociones que, hay que puntualizar, no son complicaciones clínicas severas. Los problemas asociados al sobrepeso conllevan una serie de elementos que influyen de forma adversa en la calidad de vida de las personas que los sufren. No sólo me refiero a las afecciones como la hipertensión o la hipercolesterolemia, sino a otras como la ansiedad, la depresión etc.

En los otros capítulos escribí brevemente sobre las emociones que afectan a la ingesta de alimentos y por tanto provocan el sobrepeso. Pero, siendo obeso, ¿cómo afecta nuestra imagen personal de persona obesa a nuestras emociones? ¿Hemos entrado en un círculo vicioso?

Vivimos en una sociedad que, nos pongamos como nos pongamos, estigmatiza a las personas obesas. Esta estigmatización de la obesidad es manifiesta en el día a día de cada uno de nosotros y resulta en una alteración de la autoestima de las personas obesas, así como de sus relaciones interpersonales, de pareja e incluso laborales: es muy probable que, tras una entrevista de trabajo, la empresa decida, aun inconscientemente, contratar a una persona no obesa antes que a una que sí lo es.

En efecto, si nuestras emociones nos llevan a tener sobrepeso y el sobrepeso afecta adversamente a nuestras emociones, entramos en una situación repetitiva que no conduce a buen fin. Una gran cantidad de personas obesas se sienten desvalorizadas por esta sociedad hostil y a la vez han de enfrentarse día a día a una presión social que a veces ni siquiera les permite vestir igual que los demás. He de resaltar que pese a esto, no todas aquellas personas que son obesas o tienen sobrepeso reaccionan de igual manera ante esta sociedad hostil, por lo que no todas llegarán a desarrollar trastornos psicológicos o sentimientos como la baja autoestima o la irritabilidad. No obstante sería correcto subrayar que, precisamente esa presión que ejerce la sociedad sobre estas personas, es un impedimento fundamental para la mejora de su condición.

Capítulo 3

Causas emocionales del sobrepeso

Antes de comenzar la enumeración y pequeña descripción de las posibles causas emocionales de la ingesta excesiva de alimentos, es fundamental reconocer algunas ideas que constituyen grandes barreras para desarrollar un entendimiento honesto de la misma. La principal barrera que existe para que una persona acepte abiertamente que pueden existir causas emocionales en su patrón de ingesta excesiva de alimentos es la creencia de que su condición es causada por factores biológicos o físicos. Estas personas suelen pensar que están condicionadas genéticamente o que existe algún problema metabólico que las predispone a esta condición. Junto a estas creencias se presentan también otras como la de que es natural para muchas personas el ser obesas y que todo eso de ser más saludable, estar en forma, etc. es sólo una creación de nuestra sociedad y sus valores sumamente superficiales. Otras personas son simplemente escépticas y, ciertamente, no hay pruebas físicas de todo lo que aquí se expone, por lo que están en su derecho.

Cierto que el tema "físico vs psicológico" en los asuntos de obesidad es muy espinoso y discutido. Incluso se puede decir que es una discusión sin fin, puesto que no hay forma posible de probar con hechos, ninguna de las dos posturas. Nunca podremos probar, para un individuo cualquiera, que su condición es debida a factores físicos, ni tampoco que es debida a factores psicológicos o emocionales. Cuál de las dos posturas usted termine adoptando será una cuestión de creencia o filosofía personal. Sin embargo, es fundamental que el individuo al menos tenga el conocimiento de que existen ambas posibilidades, de modo que pueda escoger, o mejor dicho, hacer una reflexión personal y honesta acerca de las posibles causas emocionales que pueden estar llevándole a comer en exceso. Esta reflexión ha de ser personal, abierta y honesta con uno mismo, y por supuesto, con la ayuda de un profesional.

Veamos pues a continuación cuáles pueden ser, entre muchas otras, las causas emocionales o psicológicas del aumento de peso en algunas personas, es decir, que llevan a esas personas a ingerir un exceso de alimentos inadecuados.

Tensión, estrés, ansiedad.

Agrupamos estas tres por ser de la misma índole. El estrés y la ansiedad pueden llevar a muchas personas a tener la sensación del aumento del apetito, a picar entre comidas, a ingerir alimentos que contienen excesivas grasas, o a darse atracones con el consecuente sentimiento de culpa posterior, que incrementará a su vez su ansiedad y así sucesivamente. Es muy común que una persona estresada esté comiendo o picando constantemente, ya que es lo único que en ese momento puede calmar ese estado de ansiedad, que ella o él confunden con la sensación de apetito. La ansiedad es un estado, a menudo, crónico. Si este estado se soluciona recurriendo a la comida, es evidente que con el tiempo se engordará e incluso se convertirá en un círculo vicioso.

Existen muchas, infinitas causas para entrar en estados crónicos de ansiedad, y por lo general todas tienen que ver con los temores, con el miedo. Aquí mencionamos sólo unas pocas:

- Temor a que algún acontecimiento traumático se vuelva a repetir
- Temor al abandono o a la soledad

- Temor a la inestabilidad, sea financiera, laboral, personal...
- Temor a perder el control

Ira, cólera, enfado

Pese a que este grupo de emociones es algo menos "culpable" de la obesidad, ya que por lo general sucede con menos frecuencia que el estado continuo de ansiedad, son emociones que en efecto llevan a muchas personas a, sobre todo, el atracón. Aquí nos referimos a un enfado con alguien cercano, un ataque de ira, etc. Como se indicaba anteriormente, estos comportamientos suelen ser menos habituales o frecuentes, sin embargo, hay que tenerlos muy en cuenta, pues suelen llevar implícitos otros como la frustración, la insatisfacción personal o laboral, la culpabilidad, etc., emociones que <u>sí</u> se sostienen en el tiempo y que por tanto pueden causar la obesidad.

Inseguridad frente a los demás, frustración, insatisfacción, culpabilidad, soledad...

Como se decía anteriormente, simples enfados, ataques de ira, rara vez serán la causa por ellos mismos de que una persona comience a alterar sus patrones de alimentación de manera que resulten en un estado de obesidad o sobrepeso. No obstante, estas emociones que por sí solas no afectarían con continuidad a una persona, pueden estar ligadas a otras como la frustración o la insatisfacción, ya sea en el terreno laboral, en el personal, etc. También los sentimientos de culpa profundos, la inseguridad, los fracasos, la soledad y la baja autoestima pueden afectar al modo en que se come, así como una combinación de varios de ellos. El aburrimiento, la necesidad de levantar el ánimo, la necesidad de olvidar algo, la tristeza, son emociones que nos llevan a, casi irracionalmente, abrir la nevera o la despensa y escoger el alimento que más engorda y que menos vamos a tardar en llevarnos a la boca: sentimiento de urgencia. No pelamos una zanahoria o cortamos unas crudités, más bien *atacamos* algo que podamos ingerir de inmediato: unos bollos, galletas, chocolate, embutidos… todo listo para llevar a la boca. En esos momentos estamos utilizando la comida casi como un fármaco para calmar nuestras emociones, nuestro *mono*, por lo que hemos convertido la comida en una adicción, pese a que la comida no es una sustancia tóxica. Es posible que este comportamiento provenga de algunos malos hábitos que nos inculcaron desde la infancia.

Hábitos adquiridos durante la infancia

Muchos de los aspectos mencionados pueden provenir de ciertos hábitos adquiridos durante la infancia, inculcados inocentemente por nuestros cuidadores, generalmente los padres. A menudo éstos recurren a calmar a un niño de una rabieta, por ejemplo, con un dulce, o algo que le gusta comer. De este modo están aplacando un sentimiento "molesto" a través de una vía incorrecta que puede resultar en el futuro en sobrepeso o incluso obesidad ya que el niño ha aprendido a asociar la reducción de angustia, dolor, tristeza, con la comida.

Manifestaciones depresivas

Las siguientes características influyen radicalmente y pueden estar presentes de forma permanente en algunas personas que presentan una tendencia a la obesidad u obesidad propiamente dicha. Estas manifestaciones depresivas que se citan a continuación no implican que la persona que las sienta sufra de depresión, pero si en la misma persona se juntan la obesidad y alguna de estas manifestaciones, es muy probable que alguna de ellas sea la causa de su condición.

- Sensación de cansancio, dolores
- Bajo nivel de autoestima
- Irritabilidad, irascibilidad, agresividad
- Incapacidad de centrar la atención
- Pesimismo y negatividad
- Pérdida de interés en cosas que antes eran gratificantes
- Angustia, ansiedad
- Decaimiento

A través del decaimiento que sufren, algunas personas que presentan alguno de estos síntomas sienten frecuentemente un incremento del deseo de consumir alimentos estimulantes pese a no advertir la relación entre ambas cosas. Estos alimentos son, por lo general, y como se ha mencionado con anterioridad, ricos en grasas y carbohidratos (dulces, chocolate, etc.) y cuyos componentes son ricos en serotonina, que es un neurotransmisor que se muestra disminuido en las patologías indicadas. Por tanto los kilos se van sumando para contrarrestar dichas patologías. Lamentablemente, éste es el precio a pagar, sin que esas personas sean conscientes de que en muchos casos es un círculo vicioso.

Asociación de la comida con situaciones

Algunos alimentos están cargados de cierta simbología, es decir, un individuo en particular le da a cierto alimento un valor más allá del puramente nutritivo por diversos motivos. Esta asociación se realiza en el cerebro de tal individuo y puede enlazar eventos, personas, etc. y que pueden ser gratificantes o desagradables. Estos pueden ser alimentos que se recibieron como premios, como celebraciones, al final de etapas duras, etc. Esta simbología está presente en la mayoría de las personas, no obstante, el grado de importancia dado es muy diferente en cada una por lo que sería fundamental que el individuo fuese capaz de determinar si estas conexiones existen con el objetivo de evitar que obstaculicen su plan de adelgazamiento.

Otros: Irregularidades de la sexualidad, necesidad de empatizar con un obeso, la utilización de la obesidad como excusa para no alcanzar ciertas metas, como forma de expiación, como forma de evasión, como forma de venganza, como respuesta a la pérdida de un ser querido...

A continuación se describen muy brevemente algunas de estas otras posibles causas emocionales, objeto de múltiples estudios al igual que las anteriores, pero que quizá pueden ser algo menos frecuentes.

Respecto a las **irregularidades de la sexualidad**. La obesidad puede relacionarse directamente con la sexualidad en diferentes términos, como la insatisfacción sexual que se satisface mediante la comida o como el miedo (llámese miedo, temor, desagrado...) a las relaciones sexuales, que el individuo dificulta mediante la subida de peso. Habrá seguramente escépticos que al leer esto se sonreirán, pero si siguen leyendo encontrarán causas en las que jamás habrían pensado. Por ejemplo, el miedo a la intimidad, que ocurre más frecuentemente en hombres que en mujeres, pues la intimidad para ellos significa vulnerabilidad, revelación de lo más íntimo, dependencia... Si el individuo obstaculiza las relaciones sexuales mediante la obesidad, también frenará esa revelación de su intimidad. También en los hombres es frecuente, sobre todo en la madurez y en ambientes social y culturalmente menos desarrollados, la asociación entre corpulencia y virilidad.

Hay muchos otros temores que relacionan directamente la sexualidad con la obesidad, como por ejemplo el miedo a ser infiel, mujeres jóvenes con miedo a iniciarse en la sexualidad activa por cosas que hayan podido vivir o que les hayan transmitido generaciones anteriores, el deseo de permanecer en la infancia y no pasar a la vida adulta, mujeres a quienes les inculcaron ideas retrógradas acerca del sexo y que en su vida adulta son incapaces de desprenderse de tales creencias, personas que no desean tener relaciones sexuales con su propia pareja, personas que intentan agredir o despreciar a su pareja mediante su obesidad…

Desde que nacemos, los seres humanos recibimos y retenemos una gran cantidad de información, y parte de ella se refiere a costumbres, formas de relacionarse, lo que es correcto y lo que no… Este aprendizaje lo realizamos por lo general a través de un *rol model*, o un modelo dentro de nuestro entorno más inmediato, y la elección de ese modelo es inconsciente y ocurre a una edad muy temprana. Puede ser el padre, la madre, el abuelo, la hermana,… generalmente se toma alguien de mayor edad y del mismo sexo que el propio.

Si escogemos a un modelo obeso en esa edad temprana, en muchos casos desearemos, de forma inconsciente, identificarnos y **empatizar** con ese modelo en todos los aspectos.

En cuanto a **la utilización de la obesidad como excusa para no alcanzar ciertas metas,** es de suponer que también habrá muchos escepticismos respecto a ello. ¿Cómo va una persona utilizar la obesidad como excusa para evitar situaciones que le pueden beneficiar o que son deseables? El ser humano es por naturaleza ambicioso. En mayor o menor medida todos queremos conseguir algo, y por lo general lo perseguimos para alcanzarlo. Sin embargo lo que ocurre frecuentemente es que algo que deseamos vaya unido a algo que tememos o que sencillamente nuestra conciencia nos reproche la obtención de tales logros. La obesidad es la excusa perfecta para algunos individuos para no lograr o conseguir ciertos éxitos, como la vida social, las relaciones sexuales, la intimidad… todas esos posibles logros llevan asociados en algunas personas un cierto temor, por lo que utilizan la obesidad, no como la causa de sus limitaciones sino como **pretexto** para conseguirlas, es decir, las utilizan como excusa para no poner en práctica o no realizar cosas que de otra manera serían inevitables.

La obesidad **como forma de evasión.** Para algunas personas la comida es una mera vía de escape en su vida rutinaria para evitar pensar en otros problemas, tomas de decisiones, situaciones incómodas, o elecciones erróneas a los que no desean enfrentarse. Es toda una estrategia que se basa en dejar a un lado esos problemas, evitando su incomodidad o incluso el dolor que pueden provocar. Los ignoran en la esperanza de que desaparezcan sin tener que hacerles frente. Estos individuos tienen grandes dificultades para identificar sus emociones y sus sentimientos y la mayoría son mujeres.

Capítulo 4

El papel psicológico que juegan terceras personas: El "boicot" al obeso

Es también esencial en estos estudios incluir el papel que juegan otras personas cercanas al individuo obeso. Hasta aquí se ha hablado de los posibles trastornos emocionales que una persona puede sufrir o haber sufrido y que han tenido como consecuencia la obesidad o el sobrepeso. Sin embargo es fundamental el rol que pueden jugar las personas más allegadas a estos individuos, tan fundamental, que ellos, bien consciente bien inconscientemente, pueden ser o haber sido la causa de esta condición. Por lo general, estas terceras personas que juegan un papel tan importante como para, repito, consciente o inconscientemente, llevar a alguien a ser obeso, suelen ser los padres o el cónyuge. Es posible que ocurra con hermanos o incluso amigos, pero suele ser menos frecuente. Veamos cómo pueden estas personas impulsar el aumento de peso o su interés en que se mantenga una condición obesa o boicotear su deseo de adelgazar.

LA MADRE Y LA FAMILIA

Una figura sumamente importante en nuestra sociedad y para casi todos los individuos es la madre. Las madres tienen tal carga emocional ligada a ellas que llegan a tener un poder extraordinario sobre sus hijos, que las suelen colocar en esa situación ellos mismos. La madre, consciente o inconscientemente, es capaz de boicotear con éxito los intentos de perder peso de un hijo sin, permítase la expresión, despeinarse. Pero, ¿qué motivos podría tener una madre para hacer algo así? Muy variados, desde sobreprotección hasta celos. Por ejemplo, si una madre ve que su hija o hijo están comenzando a sentirse satisfechos de su físico, relacionarse más con sus amigos, posiblemente encontrando una pareja rápidamente, la madre se sentirá más abandonada que si esto no sucede. Esta actitud, que puede o no ser inconsciente, se debe al temor de esa madre a la soledad cuando ella misma no tiene demasiadas relaciones sociales o afectivas aparte de los hijos que le proporcionen una cierta seguridad, además de compañía. Los celos pueden ser otro motivo para desear que los hijos sean menos atractivos, por ejemplo si la madre teme que sus hijos mantengan una cercanía afectiva con el padre mayor de la que ella desea, o si sus hijos tienen más éxito profesional que el que ella ha conseguido. Otra razón para la madre puede ser que sabe que si mantiene en ellos un sentimiento de baja autoestima, frenará la consecución de sus metas, desde hacerse independientes hasta conseguir un trabajo o una pareja estable; desviar la atención de otros problemas que afectan a la integridad familiar...

¿Cómo lo consigue? Hay decenas de modos en que una madre puede estimular a sus hijos a que coman más de lo debido, a boicotear su dieta o a fomentar su obesidad, como por ejemplo generando en sus hijos un deseo de ser queridos PESE a estar obesos, mediante la crítica constante de ese sobrepeso, expresando su rechazo. De este modo el hijo considerará más importante ser querido por la madre que adelgazar. Cocinando comidas que tienten a los hijos a claudicar de su propósito de bajar de peso y ofreciéndoles alimentos que sabe que no deben comer diciéndoles que por una vez no pasa nada. Creando en ellos un sentimiento de culpa, que ellos pagarán voluntariamente con kilos de más. Haciendo bajar su autoestima y estimulando sus temores, por ejemplo a la intimidad sexual, de manera que el hijo, o más bien, la hija en este caso, combatirá ese temor engordando o manteniéndose obesa para no hacer frente a esos miedos.

En definitiva, sea consciente o inconscientemente, es posible que haya personas en el ámbito familiar - o de amistad incluso - de la persona obesa, que en cierto modo pueden estar obteniendo beneficio de esos kilos de más y por tanto el individuo que lo sufre debería preguntarse quién o quiénes se benefician de su situación y por qué. En efecto, puede ser más de una persona, o un conjunto de personas, como pueda ser la familia al completo. Por ejemplo, un caso de obesidad como medio de unión de la propia familia, al igual que en otros casos lo puede ser una enfermedad física. Esto evitaría la desintegración de una familia que, quizás de otra manera no encontrarían otra cosa que les mantenga unidos. O también como forma de eludir problemas de mayor índole como pueda ser un problema de alcoholismo en la familia que se intenta ocultar, o el excesivo afecto mostrado entre algunos miembros de la familia. Desviación de la atención hacia este gran problema que es la obesidad del hijo equis, que el resto de hermanos aprovecha para eludir el control de los padres...

Es posible también, y le damos mención brevemente dentro del bloque de la familia, que un amigo o amiga intenten boicotear la pérdida de peso de un individuo, por las mismas o parecidas razones que podría hacerlo la figura maternal. Una amiga que se siente segura socialmente o incluso laboralmente tan sólo cerca de la persona que intenta adelgazar, puede intentar obstaculizar esa pérdida de peso si piensa que la mejora de esa persona resultará en quedarse sola, en que ella consiga amistades fuera de su círculo o una pareja... etc.

En definitiva, tanto la madre, como el conjunto familiar, como incluso algunos amigos pueden ser los obstáculos que quizá impiden que una persona mantenga un peso ideal, por impensable que parezca. El individuo ha de reflexionar y estudiar por tanto, no sólo acerca de sus propios hábitos y emociones, sino acerca de los de quienes le rodean y tomar en consideración esta posibilidad.

EL CÒNYUGE O PAREJA SENTIMENTAL

Como ya hemos visto en el apartado anterior, el papel que juegan las personas más cercanas a un individuo puede ser fundamental en cuanto a la obesidad de éste se refiere. En este caso, el del cónyuge, igual que en los anteriores, esa influencia que ejerce puede ser consciente o inconsciente, llegando incluso a impulsar la obesidad del otro. Los motivos por los que, repetimos, consciente o inconscientemente, la pareja puede obstaculizar la pérdida de peso de la otra persona pueden ser muy variados, desde la necesidad de justificar la falta de deseo, hasta el miedo al abandono, la dependencia, o la inseguridad, y son extremadamente sutiles, de forma que la otra persona difícilmente las advierte como formas de boicot. Es muy posible que una de las razones del saboteador sea el miedo a que la otra persona experimente un aumento de autoestima, con lo que posiblemente será más exigente respecto a su vida conyugal y social o quizá se marque nuevos objetivos y se produzca un ascenso personal que resulte en un desequilibrio en la pareja. También es posible que exista en el saboteador un oculto complejo de inferioridad, que puede ser de muy diversos tipos, y que camufla tras la obesidad del otro: una vez ya no exista esa obesidad, ya no estarán a la misma altura, es una forma de compensar sus propias carencias.

Las formas de llevar a cabo este boicot por parte del cónyuge o pareja son muy variados, ya sea tentando a la otra persona a hacer comidas más apetitosas, creando unas expectativas excesivas en torno a la pérdida de peso, de manera que la persona obesa entre en un estado de ansiedad que finalmente derivaría en el abandono de la dieta; infravalorando el esfuerzo que la persona obesa está haciendo para desmoralizarla; resaltando las dificultades que la dieta acarrea y/o las pocas probabilidades de éxito, etc.

Quiero resaltar como broche final de este capítulo que la intención no es hacer saltar las alarmas ni que esto se interprete como una idea extremista de un complot existente contra las personas obesas por parte de su propia familia. Aquí se habla de casos posibles, pero no necesariamente existentes, en un número equis de casos. Eso lo tendrá que determinar el individuo en su caso concreto, mejor con ayuda externa. Lo que sí es cierto es que estos casos se dan, se han dado y se seguirán dando y que en ningún momento se ha querido dar a entender que cualquiera de los comportamientos descritos sea PROPIO o característico de las personas que sufren de obesidad, sino que sencillamente se enumeran una serie de conductas que puede que existan en algunos de esos individuos o en sus seres más cercanos.

También es importante recordar que algunos de los factores aquí mencionados por lo general no son aislados, sino que pueden existir combinaciones de varios de ellos, lo cual hace más individual cada caso concreto, por lo que es esencial identificar cada uno de esos factores en cada individuo.

Capítulo 5

Los patrones de pensamiento negativos

Hay teorías que sostienen que los patrones de pensamiento negativos pueden estar muy relacionados con la incapacidad de mantener el peso adecuado. Estas teorías afirman que esos pensamientos están basados en creencias aprendidas a lo largo de nuestra vida y que nos van perjudicando sutilmente. No sólo en relación a la comida, a nuestro cuerpo o a nuestra incapacidad de adelgazar, sino en cualquier área de nuestras vidas. Estos pensamientos pueden ser parecidos a los siguientes: "Nunca serás delgada", "Todo lo que como me engorda" o "Nunca conseguiré tener un aspecto adecuado". Para lograr librarse de la opresión de la obesidad, según estas teorías, debemos primero aprender a cambiar nuestros patrones de pensamiento negativos, convirtiéndolos en positivos y reemplazando fracasos por éxitos.

Estas teorías provienen fundamentalmente de otras que se basan en el poder de la mente y de las afirmaciones, es decir, en hacer ejercicios mentales, no físicos. Hay cientos de historias de personas que a través de su mente han conseguido cosas que los médicos, por ejemplo, han sido incapaces de lograr. Personas que se han curado a sí mismas, personas que logran cosas a través del poder de su propia sugestión, etc. Ciertamente nuestra mente es increíblemente poderosa y desconocemos el potencial real de la misma, el pensamiento es creativo y los pensamientos producen resultados. De hecho, una simple mirada en el espejo diciéndonos a nosotros mismos lo estupendos que estamos nos puede animar el día entero, una canción alegre a tiempo puede hacernos recuperar el optimismo, y muchas afirmaciones pueden lograr que cambiemos nuestros patrones mentales. No obstante estas teorías son eso, teorías, que no tienen base psicológica, mucho menos científica. Para quien esté interesado, el libro "La única dieta, Dietas espirituales para equilibrar el cuerpo" se basa en estas teorías.

Capítulo 6

Otros aspectos a tener en cuenta: el *background* y el sedentarismo

Hasta aquí hemos hablado de múltiples causas psicológicas que pueden tener relación con el aumento de peso y con la incapacidad de algunas personas para, una vez logrado un peso adecuado, mantenerlo. Sin embargo, también existen causas de índole emocional pero que también tienen un origen social y/o de malos hábitos adquiridos. Aunque éstos son factores menos ligados a la personalidad de los individuos, también es cierto que son fundamentales a la hora de reflexionar sobre las razones por las que comemos más, o peor, de lo que debemos, y por esta razón se dedica a estos aspectos externos un capítulo aparte. Existe un término de la lengua inglesa, *background*, que podría definirse como la herencia o información esencial de una persona que reúne todos los aspectos ambientales, sociales, culturales etc. de una ésta para el entendimiento de una situación o problema. De este modo entendemos que al hablar del *background* de una persona estaremos refiriéndonos al conjunto de su historial personal, familiar, ambiental y socio-cultural.

Al intentar descubrir los motivos por los que una persona padece una situación de sobrepeso u obesidad, tan importante como su personalidad es el *background* en el que se ha desarrollado, por la gran influencia que éste tiene sobre ella. Sólo a modo de ejemplo, una persona de una clase social alta difícilmente será una persona obesa, debido a su *background*, que se desarrolla en ambientes personales, sociales, económicos y culturales muy distintos al de una persona de clase media o media baja. De hecho, según la SEEDO (Sociedad Española para el Estudio de la Obesidad), la mayor concentración de obesos en España se encuentra en áreas de población de bajo nivel socioeconómico y cultural. Si lo pensamos, ¿cuántas personas ricas son también obesas?

El modo en que nos alimentamos en nuestra infancia y la relación que establecemos con la comida durante esta etapa de nuestra vida es fundamental. Así, si fuimos un niño o una niña a quien sus padres alimentaban en exceso pensando que nos hacían felices de este modo, puede bien resultar en posteriores etapas de nuestra vida en una relación compulsiva con la comida y en otras derivaciones como la frustración que nos produce comer menos o estar a dieta, que nos llevará a estados de ansiedad, que a su vez nos provocará más frustración, etc. También es importante resaltar, como ya hice en otro capítulo, la simbología de la comida. En numerosas familias la función principal de la comida no es únicamente aportarnos la energía necesaria para funcionar y estar bien, - de hecho en muchas de ellas esta función queda relevada a un segundo plano - , sino que tiene una función social de concentración, de reunión de la familia o de los amigos. Estas reuniones se convierten en un festín culinario donde la principal actividad es comer, los cocineros presumen de sus magníficas dotes para la cocina y los niños son animados a competir por los mayores "a ver quién se lo come todo", o reprendidos si se dejan algo en el plato. A veces los cocineros también hacen sus comidas más exquisitas y apetitosas con el objetivo de impresionar y ser elogiados por sus comensales, señal de necesidad de apreciación y prestigio, y también de demostrar afecto o amistad. ¿Nos suena todo esto?

El ambiente sociocultural y los hábitos sedentarios. Lo que expuesto más arriba forma parte y es un ejemplo claro del ambiente sociocultural en el que nacemos y nos desarrollamos la mayoría de nosotros. España además tiene esa especie de "obsesión" con la comida que nos hace todavía más vulnerables frente a ella. La vida social del español, aunque cada vez menos, gira en torno a la comida. No quiere esto decir que otros países donde no existe esta "cultura del comer" no sean obesos y como ejemplo está el Reino Unido, donde la comida es simplemente eso, comida, y sin embargo su tasa de sobrepeso es más alta que la española debido a un exceso de consumo de grasas. En España, volviendo a nuestra tradición cultural y social, sentarse alrededor de una mesa, ingerir grandes cantidades de comida – aunque éstas incluyan variedad de vegetales, frutas, y cereales – y después seguir una agradable tertulia de sobremesa con el café, postre, copa, etc. durante dos horas más, sigue siendo un acto social incrustado en la mente colectiva, sobre todo de la clase media.

Hay muchos otros factores socioculturales que influyen en nuestros hábitos alimenticios. Los últimos 50 años han supuesto un gran cambio en nuestros hábitos alimenticios como resultado a una serie de transformaciones sociales y culturales (además de económicas, tecnológicas etc.) como por ejemplo, la incorporación de la mujer al trabajo, la mayor capacidad adquisitiva y mayor oferta de productos de consumo, que nos llevó a sustituir las patatas y cereales por la carne, las nuevas tecnologías como el microondas y como consecuencia nuevos productos, la desaparición progresiva de nuestros adorados mercados, que resulta en consumir productos no tan frescos, y algo que quizá no se tiene muy presente, pero que yo considero fundamental: la subordinación de las comidas alrededor de nuestros trabajos y/o actividades. Hace 50 años se fijaban las tareas o trabajos y actividades fuera de casa alrededor de los horarios de las comidas en casa que siempre eran fijos. Ahora es todo lo contrario, se fijan las comidas alrededor del horario laboral y otras actividades, sean sociales, de ocio, etc. Se realizan demasiadas comidas (desayuno, comida y cena) fuera de casa, y en diferentes horarios, se elimina o "deteriora" alguna de las tres comidas, se cena algo rápido después de la dura jornada de trabajo, y también se recurre a la comida rápida y la comida basura, que han sido también determinantes para el aumento de peso en España y en el mundo. Donde antes una comida rápida era una verdura hervida con aceite crudo y una pechuga de pollo a la plancha o un arroz con un huevo frito, o una pasta con tomate y cebolla, ahora es una hamburguesa, un kebab o una pizza ultra-congelada (ojo, que cualquiera de estas comidas, si las elaboramos nosotros mismos, ni serían comida rápida, ni basura).

Al mismo tiempo que ocurría todo aquello en los últimos 50 años, también nuestros hábitos de actividad física sufrieron una gran transformación. La mayor capacidad adquisitiva introdujo el coche en nuestras vidas, por lo que donde antes íbamos caminando, ahora no. Donde antes se paseaba o "daba una vuelta" una tarde de domingo, ahora se tumba un par de horas en el sofá. Donde antes un niño se "bajaba a la calle" a jugar un partido de fútbol o a jugar al escondite y no dejaba de correr durante tres horas seguidas, ahora se pasa esas tres horas frente al ordenador y otras dos frente al televisor. Donde antes íbamos al mercado con nuestras madres varias tardes entre semana para comprar los alimentos frescos, ahora vamos al supermercado, en coche, una vez a la semana. Donde antes jugábamos a la comba, a la goma, a balón prisionero o claro, también al fútbol, baseball y baloncesto, ahora nos sentamos en un banco con tres amigas a mandar SMS y chatear por el móvil. Donde antes caminábamos uno o dos kilómetros para ir al colegio, ahora nos lleva papá o mamá o cogemos el autobús o el metro. Donde antes en verano adelgazábamos porque estábamos toda la mañana en las bicicletas o en la playa y toda la tarde en la piscina, ahora engordamos porque en el hotel sólo falta que nos traigan la comida a la cama. La lista sería interminable...

En conclusión, el *background* de los individuos unido a todas estas transformaciones sociales y culturales y a la influencia decisiva de los medios, han sido determinantes en el aumento de peso de la población y su de repente obsesiva preocupación por la salud y su reacción para combatirlo mediante vías "artificiales" como las dietas o las visitas al gimnasio, cuando en realidad sería cuestión un simple cambio de hábitos.

CONCLUSIONES

- Como se ha podido ver a través de este estudio, no es sencillo determinar las causas de la obesidad. El paso de una persona de un peso normal al sobrepeso y después a la obesidad e incluso a la obesidad mórbida implica casi siempre una ingesta de calorías mayor que la velocidad con la que esa persona quema esas calorías, es decir, es algo físico. No obstante, existen muchas posibles razones para que se produzca este desequilibrio entre las calorías que ingresan y las que queman, involucrando una diversidad de factores muy compleja. Las causas de la obesidad pueden comprender la composición genética, el metabolismo, la cultura, el entorno, el nivel socioeconómico y la conducta de una persona, y todas sus posibles combinaciones.

- Existen múltiples alteraciones psicológicas o emocionales que están íntimamente vinculadas a la obesidad, siendo unas más frecuentes que otras, y no encontrándose por lo general de forma aislada sino interrelacionadas entre sí y con muy diferentes matices en cada individuo.

- Es fundamental el estudio de todos los posibles factores en el tratamiento de la obesidad (y cualquier trastorno alimenticio) que incluya los aspectos psicológicos, hábitos y actividad física para lograr una pérdida de peso definitiva, que se mantenga en el tiempo.

- Respecto a los factores psicológicos, es necesario abordar la obesidad con un enfoque que considere las variables cognitivas (creencias), variables afectivas (manejo de los estados emocionales molestos o no placenteros) y variables ambientales (costumbres, tradiciones etc.). Esto se traduce en un abordaje multidisciplinario e individualizado para cada persona, un tratamiento integral que facilite a la persona obesa herramientas que le permitan cambiar sus hábitos alimentarios y estilo de vida, y también que le proporcionen un fortalecimiento intrínseco de su persona.

- No existe una causa psicológica primaria en el origen de la obesidad sino una combinación de múltiples características psicológicas que interactúan con otros factores de otras índoles como puedan ser herencia genética, sedentarismo, etc.

• Hasta el momento ningún estudio o investigación revela que exista una personalidad ni un trastorno propio del obeso. Existen obesos con diferentes características y perfiles psicológicos, si bien algunas de estas características son más frecuentes que otras.

• Los criterios de éxito del tratamiento integral, por todo lo anterior, deberán considerar el logro de una diversidad de factores, pese a que el principal, inicialmente, fuese tan sólo la reducción de peso. Dado que este producto final tendrá como consecuencia múltiples resultados positivos en la calidad de vida de la persona, el éxito se medirá también en una mayor aceptación de su imagen corporal, en el cambio de hábitos de alimentación, en la conservación de un estilo de vida menos sedentario, integrando activamente el ejercicio, así como la adopción de una conciencia de enfermedad que conduzca a una evitación de las recaídas, tan frecuentes en este proceso.

REFERENCIAS

1. **Humphreys, Reginald B. Ph.D.** Chapter Summaries from "Mind Over Fat: Reading Therapy for Overweight Persons & Other Dieters". 1999

2. **Silvestri, Eliana; Stavile, Alberto Eduardo.** Aspectos psicológicos de la obesidad, 2005.

3. **Seijas Buschiazzo, Daniel. Feuchtman Sáez, Christian.** Pontificia Universidad Católica de Chile. "Obesidad: Factores Psiquiátricos y Psicológicos". 1997

4. **Bruch, H.** "Eating disorders: Obesity and Anorexia Nervosa and the Person Within". Basic Books, New York, 1973

5. **Roth, Geneen.** "Cómo superar la adicción a la comida". Urano, 1995

6. **Last, Cynthia G.** "5 razones por las que comemos en exceso". Urano, 2000

7. **Cañamares, Esteban.** "¿Por qué no puedo adelgazar? Causas psicológicas de la obesidad". Algaba, 2002.

8. http://obesity.ygoy.com/emotional-causes-of-obesity/

9. http://www.parasaber.com/salud/nutricion-dietas/sobrepeso-y-obesidad/por-que-se-engorda/articulo/obesidad-sobrepeso-nutricion-dietas-perder-peso-problemas-psicologicos-factores-exceso/4716/

10. "La dieta que sí funciona". RBA Revistas SL, 2010